50 Recetas De Comidas Para Impulsar Su Producción De Leche Materna:

Brinde A Su Cuerpo Las Comidas Apropiadas Para Ayudarla a Generar Leche Materna De Alta Calidad Rápido

Por

Joe Correa CSN

DERECHOS DE AUTOR

Esta publicación está diseñada para proveer información precisa y autoritaria respecto al tema en cuestión. Es vendido con el entendimiento de que ni el autor ni el editor están envueltos en brindar consejo médico. Si éste fuese necesario, consultar con un doctor. Este libro es considerado una guía y no debería ser utilizado en ninguna forma perjudicial para su salud. Consulte con un médico antes de iniciar este plan nutricional para asegurarse que sea correcto para usted.

RECONOCIMIENTOS

Este libro está dedicado para todas las madres que están embarazadas o han tenido un bebé recientemente.

50 Recetas De Comidas Para Impulsar Su Producción De Leche Materna:

Brinde A Su Cuerpo Las Comidas Apropiadas Para Ayudarla a Generar Leche Materna De Alta Calidad Rápido

Por

Joe Correa CSN

CONTENIDOS

ACERCA DEL AUTOR

Luego de años de investigación, honestamente creo en los efectos positivos que una nutrición apropiada puede tener en el cuerpo y la mente. Mi conocimiento y experiencia me han ayudado a vivir más saludablemente a lo largo de los años y los cuales he compartido con familia y amigos. Cuanto más sepa acerca de comer y beber saludable, más pronto querrá cambiar su vida y sus hábitos alimenticios.

La nutrición es una parte clave en el proceso de estar saludable y vivir más, así que empiece ahora. El primer paso es el más importante y el más significativo.

INTRODUCCIÓN

50 Recetas De Comidas Para Impulsar Su Producción De Leche Materna: Brinde A Su Cuerpo Las Comidas Apropiadas Para Ayudarla a Generar Leche Materna De Alta Calidad Rápido

Por Joe Correa CSN

Una nutrición apropiada es el componente fundamental al establecer una buena lactancia. Los alimentos lactogénicos, también llamados galactogogos, facilitan la producción de leche al incrementar ciertas hormonas que estimulan la liberación de leche materna. Algunos galactogogos, debido a su alto contenido de agua, promueven la hidratación que brinda eficiencia en la producción de leche.

Este libro le proveerá con recetas simples y fáciles que cualquiera puede preparar en poco tiempo, para que su cuerpo tenga las vitaminas y minerales necesarios para estimular rápidamente la producción de leche.

Algunos alimentos también ayudan a regular el ánimo. Los estudios han encontrado que niveles altos de estrés pueden causar una caída en los niveles de prolactina, que es la hormona principal para promover la síntesis y secreción de leche, por lo que es importante mantenerse relajado.

La estimulación mecánica que viene del bebé también es esencial en la producción de leche. Un adosamiento y chupado apropiado del infante en los pechos de la madre estimulan la oxitocina para liberar más leche del tejido mamario. Una leche materna rica, sabrosa y repleta de nutrientes podría resultar en una mejor lactogenesis. Este libro está lleno de galactogogos utilizados mundial y tradicionalmente que deleitarán a cualquier madre amamantadora.

50 RECETAS DE COMIDAS PARA IMPULSAR SU PRODUCCIÓN DE LECHE MATERNA: BRINDE A SU CUERPO LAS COMIDAS APROPIADAS PARA AYUDARLA A GENERAR LECHE MATERNA DE ALTA CALIDAD RÁPIDO

1. Gota de Huevo con Ajo Rojo

El ajo rojo es una buena fuente de isoflavones que poseen propiedades como los estrógenos, estimulando la producción de leche. Estudios muestran que el ajo rojo estimula la secreción de prolactina, incrementando la producción de leche materna.

Ingredientes:

- 3 cucharadas Hoja de ajo roja, picada
- 1 huevo mediano
- 1 cubo de caldo de pollo
- 1 cucharada Cebolla, picada
- 1 cucharada Aceite de oliva
- 4 tazas Agua
- Sal y pimienta a gusto

Preparación:

Saltear la cebolla en aceite de oliva hasta que ablande. Añadir las hojas de ajo rojo y agua. Hervir a fuego medio. En otro tazón, batir un huevo y verterlo lentamente en la mezcla de agua y ajo. Revolver levemente hasta que el huevo se vuelva esponjoso. Remover del fuego y sazonar con sal y pimienta.

Porciones: 3 • Tamaño de Porción: 340g

Información Nutricional por Porción:

Calorías totales: 66

Grasas totales: 6.3g

Carbohidratos Totales: .7g

Proteínas: 2.1g

Vitaminas: Vitamina A 1%, Calcio 2%, Hierro 2%

Minerales: Sodio 328mg, Potasio 32mg

High in: Selenio

2.   Ensalada de Pavo con Semillas de Amapola

El pavo es una elección excelente para una dieta rica en proteínas y baja en grasas. Provee hierro, vitamina B y selenio, que son vitaminas comúnmente deficientes en las madres lactantes.

Ingredientes:

- 1 taza Pavo, cocido y en cubos
- 1 cucharadita Jugo de limón
- 2 cucharadas Aceite de oliva
- 1 cucharada Semillas de amapola
- 2 cabezas de lechuga romana

Preparación:

En un tazón mediano, mezclar las semillas de amapola, jugo de limón y aceite de oliva. Añadir el pavo y mezclar bien. Agregar la lechuga romana y servir.

Porciones: 3 • Tamaño de Porción: 277g

Información Nutricional por Porción:

Calorías totales: 205

Grasas totales: 13.4g

Carbohidratos Totales: 7.2g

Proteínas: 15.2g

Vitaminas: Vitamina A 0% • Vitamina C 18% • Calcio 5% • Hierro 60%

Minerales: Sodio 45mg, Potasio 466mg

Alto: Hierro, Selenio vitamina B6, vitamina B12

3.   Brownies con Levadura

La levadura es un hongo repleto de nutrientes esenciales, como hierro, vitamina B y B12, cromo proteico y selenio. Es conocida por ayudar a las madres a incrementar la leche materna y regular el ánimo para combatir la depresión post parto.

Ingredientes:

* 1/2 tazas Manteca
* 2 huevos
* 1 cucharadita Extracto de vainilla
* 1 ½ tazas Azúcar
* ½ tazas Polvo de cacao
* 1 ½ tazas Harina
* ½ cucharadita Polvo de hornear
* ½ cucharadita sal
* 1 cucharada Levadura

Preparación:

Precalentar el horno a 350°.

Mezclar la manteca, azúcar y extracto de vainilla en una licuadora. Añadir los huevos y continuar batiendo. En otro tazón, mezclar los ingredientes secos. Combinar ambas mezclas. Verter en una fuente de hornear cuadrada, engrasada. Hornear por 20 minutos.

Porciones: 5 • Tamaño de Porción: 148g

Información Nutricional por Porción:

Calorías totales: 571

Grasas totales: 21.7g

Carbohidratos Totales: 93.8g

Proteínas: 7.8g

Vitaminas: Vitamina A 13% • Calcio 5% • Hierro 19%

Minerales: Sodio 391mg, Potasio 337mg

Alto: Fibra dietaria, Hierro, niacina, ácido pantoténico, fósforo, Potasio, riboflavina, Selenio, tiamina, vitamina B, zinc

4. Torta de Chocolate con Fenogreco

El fenogreco es un remedio herbal conocido mundialmente por impulsar la producción de leche materna. Trabaja incrementando los niveles de prolactina.

Ingredientes:

- 1 taza Leche
- ¾ tazas Aceite de canola
- 1 cucharadita Extracto de vainilla
- 3 huevos grandes
- 2 cucharadita Semillas de fenogreco
- 2 tazas Azúcar
- 2 tazas Harina
- 1 taza Cacao
- 2 cucharadita Polvo de hornear
- 1 cucharadita Bicarbonato de sodio
- ½ cucharadita Sal

Preparación:

Precalentar el horno a 350°.

En un tazón grande, mezclar el azúcar, harina, cacao, polvo de hornear, bicarbonato de sodio, sal y semillas de fenogreco. Revolver y añadir los ingredientes restantes.

Mezclar bien por 2 minutos, hasta que la consistencia sea suave.

Verter en una fuente engrasada y hornear por 35-40 minutos.

Porciones: 6 • Tamaño de Porción: 190g

Información Nutricional por Porción:

Calorías totales: 641

Grasas totales: 29.2g

Carbohidratos Totales: 94.4g

Proteínas: 10.0g

Vitaminas: Vitamina A 2% • Calcio 14% • Hierro 25%

Minerales: Sodio 399mg, Potasio 549mg

5.   Albóndigas de Calabaza Botella

La calabaza botella es un vegetal fácil de digerir que incrementa la producción de leche materna. Mantiene a la madre hidratada por su alto contenido de agua. También normaliza los niveles de azúcar en sangre post parto.

Ingredientes:

Albóndiga:

- 1 huevo
- 500 g. Cerdo molido
- ½ tazas Pan rallado
- 2 cucharadas Ajo, picado
- 1 cucharada Cebolla, picada
- 2/3 tazas Calabaza botella, trozada finamente
- ½ tazas Zanahorias
- 1 cucharadita Sal
- Aceite de oliva para freír

Salsa de tomate:

- 1 cucharada Ajo, trozado
- 1 cucharada Cebolla, picada
- 1 lata 400g. Salsa de tomate
- 2 latas 400 g. Tomates trozados
- 2 cucharadita Pasta de tomate
- 1 cucharada Hojas de orégano secas para decorar

Preparación:

Combinar los ingredientes de las albóndigas y mezclar. Usar sus manos frotadas con aceite de cocina para incorporar bien. Formar las bolas de 2-3 pulgadas de diámetro. Freír y remover el exceso de aceite.

Salsa de tomate:

A fuego medio, saltear el ajo hasta que dore y las cebollas hasta que trasluzcan. Verter las latas de tomates trozados, salsa de tomate y pasta de tomate. Reducir el fuego y hervir por 10 minutos. Servir sobre las albóndigas y decorar con hojas de orégano.

Porciones: 4 • Tamaño de Porción: 305g

Información Nutricional por Porción:

Calorías totales: 360

Grasas totales: 20.0g

Carbohidratos Totales: 22.4g

Proteínas: 23.8g

Vitaminas: Vitamina A 77% • Calcio 8% • Hierro 17% • Vitamina C 38%

Minerales: Sodio 814mg, Potasio 894mg

Alto: Niacina, Selenio, tiamina, Vitamina A, vitamina B6, Vitamina C

6.   Pollo Frito con Semillas de Amapola

Las semillas de amapola estimulan el reflejo de liberación de leche al relajar a la madre.

Ingredientes:

- 500 g. Pechuga de pollo
- Aceite de canola para freír
- 1/4 tazas Harina
- 1 cucharada Semillas de amapola
- ½ cucharadita Sal
- ½ cucharadita Pimienta
- 1 huevo, batido

Preparación:

Mezclar los ingredientes. Remojar la pechuga de pollo en la mezcla y freír a fuego medio hasta que dore. Remover el exceso de aceite con papel de cocina.

Porciones: 3 • Tamaño de Porción: 232 g

Información Nutricional por Porción:

Calorías totales: 670

Grasas totales: 45.2g

Carbohidratos Totales: 9.0g

Proteínas: 57.1g

Vitaminas: Vitamina A 1% • Calcio 0% • Hierro 18% • Vitamina C 8%

Minerales: Sodio 601mg, Potasio 479mg

Alto: Niacina, Selenio, vitamina B6

7.   Budín de Hinojo

El hinojo es una hierba que sabe cómo el anís o licor. Se cree que mejora el suplemento de leche materna. Es una comida de fácil digestión que ayuda con los cólicos en bebés.

Ingredientes:

- 2 cucharadas Semillas de hinojo, molidas
- 2 tazas de agua para hervir
- ¼ tazas Manteca
- 2 tazas Leche
- 1 ¾ tazas azúcar
- 3 tazas Huevos, (yemas separadas y batidas)
- 3 cucharadas Maicena
- 1 cucharadita Extracto de vainilla
- ½ cucharadita Sal
- Aceite para engrasar

Preparación:

Para preparar el hinojo, hervir 2 cucharadas de semillas en 2 tazas de agua. Dejar reposar por la noche.

Para el budín, precalentar el horno a 350°. En una sartén mediana a fuego medio, batir la maicena, azúcar y sal.

Añadir los huevos lentamente y la leche. Bajar el fuego y continuar cocinando por 15 minutos, hasta que espese. Añadir el hinojo y revolver. Remover del fuego, agregar la manteca y el extracto de vainilla.

Verter en tazones engrasados con aceite. Hornear por 35 minutos. Enfriar antes de servir.

Porciones: 4 • Tamaño de Porción: 267g

Información Nutricional por Porción:

Calorías totales: 574

Grasas totales: 17.7g

Carbohidratos Totales: 100.9g

Proteínas: 8.8g

Vitaminas: Vitamina A 11% • Calcio 20% • Hierro 7% • Vitamina C 1%

Minerales: Sodio 479mg, Potasio 169mg

8.   Sandía, Pepino y Coliflor

La sandía, combinada con el pepino y coliflor, tiene un alto contenido de agua, que es esencial para la producción de leche.

Ingredientes:

* 3 tazas Sandía
* ½ tazas Pepino
* ½ tazas Coliflor

Preparación:

Batir los ingredientes en una licuadora y servir.

Porciones: 2 • Tamaño de Porción: 279g

Información Nutricional por Porción:

Calorías totales: 79

Grasas totales: .4g

Carbohidratos Totales: 19.4g

Proteínas: 2.0g

Vitaminas: Vitamina A 27% • Calcio 3% • Hierro 4% • Vitamina C 51%

Minerales: Sodio 11mg, Potasio 367mg

Alto: Potasio, Vitamina A, vitamina B6, Vitamina C

9.   Sopa Cremosa de Garbanzos

Los garbanzos son ricos en proteínas, calcio, complejo vitamínico B y fibra. Estimulan la producción de leche.

Ingredientes:

- 1 1/2 tazas Garbanzos, en puré
- 1 cucharada Cebolla, picada
- ½ tazas Manteca
- 2/3 tazas Harina
- 2 tazas Leche
- 2 cubos de caldo de pollo
- Pimienta a gusto
- 6 tazas Agua para hervir

Preparación:

Para hacer puré de los garbanzos, remojarlos por la noche y colar. Lavar y hervir en 6 tazas de agua, hasta que ablanden. Luego hacerlos puré en una procesadora.

Derretir la manteca a fuego bajo y saltear las cebollas hasta que ablanden. Añadir la harina, leche, caldo de pollo. Revolver hasta que espese. Agregar los garbanzos y servir caliente.

Porciones: 3 • Tamaño de Porción: 334g

Información Nutricional por Porción:

Calorías totales: 826

Grasas totales: 40.6g

Carbohidratos Totales: 90.9g

Proteínas: 28.3g

Vitaminas: Vitamina A 21% • Calcio 31% • Hierro 42% • Vitamina C 7%

Minerales: Sodio 773mg, Potasio 1026mg

Alto: Vitamina B6

10.   Sándwich de Ensalada de Huevo con Alfalfa

La alfalfa es alta en proteínas y fibra, rica en antioxidantes, contiene vitaminas del tracto y minerales, y es baja en grasas saturadas. Contiene fito estrógenos, que se cree incrementan la producción de leche.

Ingredientes:

- 4 huevos, hervidos
- 1/8 cucharadita Polvo de cúrcuma
- 1 tallo de apio
- ½ tazas Mayonesa
- Sal y pimienta a gusto
- ½ tazas Alfalfa, trozada en la mitad del tallo
- 2 rebanadas de pan de trigo

Preparación:

Hervir los huevos por 8 minutos. Pelarlos y aplastarlos. Añadir los otros ingredientes y mezclar. Esparcir generosamente sobre pan y servir.

Porciones: 7 • Tamaño de Porción: 103g

Información Nutricional por Porción:

Calorías totales: 241

Grasas totales: 10.0g

Carbohidratos Totales: 27.5g

Proteínas: 10.7g

Vitaminas: Vitamina A 4% • Calcio 8% • Hierro 11% • Vitamina C 0%

Minerales: Sodio 464mg, Potasio 184mg

Alto: Manganeso, Selenio

11. Sándwich de Pollo Grillado y Queso con Bok Choy

El bok choy es rico en ácido fólico, vitamina B y hierro, que incrementan la producción de leche.

Ingredientes:

- 250g. Filete de pechuga de pollo
- 2 fetas de queso cheddar
- ¼ tazas Hojas de bok choy bebé (ramas y hojas)
- ½ cucharadita Aceite de oliva

Preparación:

Rociar el pollo con aceite de oliva y sazonar con sal y pimienta antes de grillar.

A fuego medio, poner manteca en una rebanada de pan y poner sobre una sartén. Poner el queso encima hasta que derrita. Transferir a un plato y hacer una capa con el pollo grillado y hojas de bok choy. Usando la misma sartén, tostar otra rebanada de pan enmantecado a fuego bajo. Cubrir el sándwich.

Porciones: 2 • Tamaño de Porción: 161g

Información Nutricional por Porción:

Calorías totales: 361

Grasas totales: 19.7g

Carbohidratos Totales: 0.6g

Proteínas: 43.2g

Vitaminas: Vitamina A 7% • Calcio 22% • Hierro 11% • Vitamina C 1%

Minerales: Sodio 282mg, Potasio 341mg

Alto: Niacina, fósforo, Selenio

12. Magdalenas de Arándanos con Semillas de Fenogreco

Las semillas de fenogreco son un galactogogo popular. Es conocido por estimular la secreción de hormona de crecimiento humano. Relaja el tracto digestivo en bebés y estabiliza los niveles de azúcar en sangre.

Ingredientes:

1 taza Leche entera

2 cucharadas Aceite vegetal

2 huevos

1 cucharadita Extracto de vainilla

1 taza Arándanos frescos

Ingredientes secos:

1 cucharadita Semillas de fenogreco, molidas

2 tazas Harina

1 ½ tazas Azúcar

2 cucharadita Polvo de hornear

½ cucharadita Sal

Preparación:

Precalentar el horno a 375°.

En un tazón grande, combinar los ingredientes secos. Usando una batidora, mezclar el aceite vegetal, huevos, leche y extracto de vainilla. Añadir los arándanos.

Dividir la mezcla en 12 moldes de magdalenas y hornear por 30 minutos.

Porciones: 8 • Tamaño de Porción: 134g

Información Nutricional por Porción:

Calorías totales: 333

Grasas totales: 5.9g

Carbohidratos Totales: 66.4g

Proteínas: 5.8g

Vitaminas: Vitamina A 2% • Calcio 10% • Hierro 12% • Vitamina C 5%

Minerales: Sodio 177mg, Potasio 236mg

13.   Sopa de Cebada

La cebada es un cereal en grano que incrementa la lactancia. Por su contenido alto de agua, ayuda a que las madres se mantengan hidratadas, lo cual es importante para la producción de leche.

Ingredientes:

- 400g. Punta de solomillo de ternera, en trozos
- ½ tazas Zanahorias
- ½ tazas Pimiento, trozado
- 2 latas 400g. Tomates en cubos
- 1 lata 400g. Salsa de tomate
- 2 cubos de caldo de carne
- ½ tazas Hojas de cebada, picada fina
- 4 tazas Agua
- Sal y pimienta

Preparación:

Cortar la carne en trozos. Secar con papel de cocina y sazonar con sal y pimienta.

Combinar los ingredientes en una olla a presión. Cocinar a fuego mínimo por 8 horas.

Porciones: 5 • Tamaño de Porción: 432g

Información Nutricional por Porción:

Calorías totales: 281

Grasas totales: 6.3g

Carbohidratos Totales: 26.0g

Proteínas: 30.7g

Vitaminas: Vitamina A 75% • Calcio 4% • Hierro 96% • Vitamina C 67%

Minerales: Sodio 779mg, Potasio 1167mg

Alto: Niacina, fósforo, Hierro, Potasio, Selenio, Vitamina A, vitamina B6, vitamina B12, Vitamina C, zinc

14.   Pasta con Mantequilla de Maní y Brócoli

La mantequilla de maní es una buena fuente de ácidos grasos esenciales como el omega 3, 6 y 9. Las grasas saludables son esenciales para la producción de hormonas, que ayudan a incrementar la producción de leche.

Ingredientes:

- 3 cucharadas Mantequilla de maní
- 1 cucharada Aceite de sésamo
- 2 cucharadas Ajo, picado
- 250g. Pollo en cubos
- 2 cucharadas Salsa de pescado
- ½ tazas Brócoli, en trozos
- ½ tazas Agua
- 1 cucharadita Cebolla verde, picada, para decorar

Preparación:

Para hacer la salsa, mezclar la mantequilla de maní, aceite de sésamo, salsa de pescado y ajo. Añadir ½ taza de agua.

En una olla, hervir el brócoli hasta que esté verde oscuro. Dejar a un lado. Usar la misma agua para hervir la pasta. Rociar con sal y cocinar hasta que esté cocida. Colar y añadir la salsa y el brócoli encima de la pasta. Decorar con cebollas verdes y servir.

Porciones: 2 • Tamaño de Porción: 265g

Información Nutricional por Porción:

Calorías totales: 417

Grasas totales: 22.8g

Carbohidratos Totales: 9.8g

Proteínas: 44.3g

Vitaminas: Vitamina A 4% • Calcio 5% • Hierro 21% • Vitamina C 39%

Minerales: Sodio 1589mg, Potasio 550mg

Alto: Niacina, vitamina B6, Selenio

15.   Sopa de Macarrones, Queso y Brócoli

Los lácteos deberían ser una parte importante en la dieta de una madre, porque proveen vitamina D y calcio, los cuales son esenciales para el desarrollo óseo del bebé. También son ricos en proteínas.

Ingredientes:

- 2 tazas Queso Cheddar, rallado
- 4 onzas Queso parmesano, rallado
- 1 cubo de caldo de pollo
- 6 tazas Agua
- 2/3 tazas Harina
- 1 ½ tazas Leche
- ½ tazas Broccoli
- ¾ tazas Zanahoria, en cubos
- ½ tazas Apio
- 400g. Macarrones

Preparación:

Saltear el ajo hasta que dore y las cebollas hasta que trasluzcan a fuego medio. Añadir 6 tazas de agua, harina y el cubo de caldo de pollo. Hervir por 1-2 minutos. Bajar el fuego y cocinar hasta que la sopa espese, unos 10 minutos.

Agregar el brócoli y zanahorias. Continuar cocinando hasta que las zanahorias ablanden, unos 4-5 minutos. Añadir la leche, queso y macarrones. Revolver y cocinar hasta que el queso derrita y los macarrones ablanden.

Porciones: 4 • Tamaño de Porción: 343g

Información Nutricional por Porción:

Calorías totales: 745

Grasas totales: 29.3g

Carbohidratos Totales: 80.2g

Proteínas: 40.4g

Vitaminas: Vitamina A 88% • Calcio 81% • Hierro 27% • Vitamina C 20%

Minerales: Sodio 1134mg, Potasio 757mg

Alto: Calcio, fósforo, Vitamina A

16.   Pollo en Salsa de Tomate

Los tomates son ricos en beta carotenos, que son precursores de la vitamina A. También son ricos en licopeno, que contiene el antioxidante más alto en comidas.

Ingredientes:

- 400g. Pechuga de pollo, en cubos
- 2/3 tazas albahaca
- 400g. lata de Tomates en cubos
- 400g. lata de salsa de tomate
- 2 cucharadas Ajo, trozado
- Sal y pimienta a gusto
- 1 cucharada Aceite de oliva

Preparación:

Sazonar el pollo con sal y pimienta. Freír por 5 minutos y transferir a un plato.

Para hacer la salsa, saltear el ajo a fuego medio. Añadir las latas de tomate en cubos y salsa de tomate. Hervir y revolver. Reducir el fuego y cocinar por 10 minutos.

Verter la salsa sobre el pollo y servir.

Porciones: 3 • Tamaño de Porción: 416g

Información Nutricional por Porción:

Calorías totales: 325

Grasas totales: 10.0g

Carbohidratos Totales: 14.4g

Proteínas: 46.3g

Vitaminas: Vitamina A 37% • Calcio 7% • Hierro 21% • Vitamina C 51%

Minerales: Sodio 860mg, Potasio 1134mg

Alto: Niacina, Selenio, fósforo, Vitamina A, vitamina B6, vitamina B12, Vitamina C

17. Gelatina con Cardo de Leche y Helado de Vainilla

El cardo de leche es comunmente encontrado en el té de la madre lactante. Los estudios muestran que ayuda a incrementar la producción de leche en vacas.

Ingredientes:

* 1 paquete de gelatina sin sabor
* ½ cucharadita café instantáneo descafeinado
* ½ tazas azúcar
* 1/2 Hojas de cardo de leche, picado fino
* 1 cucharadita Jugo de limón
* 1/8 cucharadita Sal
* Agua para hervir
* 1 taza Helado de vainilla

Preparación:

Preparar el cardo de leche limpiando las hojas. Remover las espinas y cortar las ramas fibrosas. Hervir las hojas. Añadir sal y jugo de limón, revolver y enfriar. Descartar el caldo y picar las hojas bien finas.

Hervir la gelatina en 4-6 tazas de agua. Reducir el fuego, añadir el café instantáneo, azúcar y cardo de leche. Hervir por unos minutos hasta que la mezcla esté homogénea. Remover del fuego y transferir a una fuente plana. Cuando la gelatina esté completamente fría y firme, cortar en cubos pequeños.

Rellenar un vaso enfriado con la gelatina y cubrir con helado de vainilla.

Porciones: 2 • Tamaño de Porción: 140g

Información Nutricional por Porción:

Calorías totales: 380

Grasas totales: 8.0g

Carbohidratos Totales: 67.0g

Proteínas: 14.5g

Vitaminas: Vitamina A 6% • Calcio 10% • Hierro 1% • Vitamina C 3%

Minerales: Sodio 233mg, Potasio 149mg

18.   Omelette de Col Rizada con Champiñones y Queso

La col rizada es alta en fito estrógenos, que se cree promueven el tejido mamario saludable e incrementan la lactancia.

Ingredientes:

- 3 huevos
- 1 cucharada Cebolla
- ½ cucharadas Manteca
- 1/8 cucharadita Sal
- 1/8 cucharadita Pimienta
- 2 cucharadas Leche
- ¼ tazas Queso cheddar, rallado
- ¼ tazas Col rizada, sin tallos
- 1 cucharada aceite

Preparación:

En un tazón, batir bien los huevos. Añadir sal y pimienta. En otra sartén, saltear la cebolla, col y champiñones en aceite. Dejar a un lado.

En una sartén a fuego medio, derretir la manteca. Verter los huevos batidos y esparcir bien. Añadir la leche. Cuando el huevo esté firme, agregar los vegetales salteados.

Cocinar 1-2 minutos más. Añadir el queso y doblar el omelette por la mitad.

Porciones: 2 • Tamaño de Porción: 120g

Información Nutricional por Porción:

Calorías totales: 251

Grasas totales: 8.0g

Carbohidratos Totales: 2.9g

Proteínas: 12.7g

Vitaminas: Vitamina A 37% • Calcio 17% • Hierro 8% • Vitamina C 17%

Minerales: Sodio 359mg, Potasio 162mg

Alto: Selenio, Vitamina A

19.   Batido de Vainilla, Avellanas y Leche de Almendra

La almendra es rica en grasas mono-saturadas, que hacen que la leche sea más nutritiva y grasosa.

Ingredientes:

- 1 ½ tazas Leche
- 1 taza Helado de vainilla
- ½ tazas Avellanas, picadas
- ½ tazas Almendras, aplastadas
- ½ cucharadita Extracto de almendra
- 3-4 cubos de hielo

Preparación:

Mezclar todos los ingredientes en una licuadora. Cubrir con almendras y avellanas molidas.

Porciones: 2 • Tamaño de Porción: 227g

Información Nutricional por Porción:

Calorías totales: 350

Grasas totales: 27.0g

Carbohidratos Totales: 17.3g

Proteínas: 13.8g

Vitaminas: Vitamina A 1% • Calcio 30% • Hierro 10% • Vitamina C 2%

Minerales: Sodio 87mg, Potasio 408mg

Alto: Manganeso, vitamina B6

20. Parfait de Granola, Nuez y Frutilla

Los copos de avena son fáciles de digerir y están repletos de hierro, que estimulan la producción de potosina, una hormona que estimula la leche.

Ingredientes:

- 2 cucharadas miel
- 2 cucharadas nueces tostadas, trozadas
- 1 taza copos de avena
- 1 taza yogurt entero sin grasas
- 1 cucharadita Extracto de vainilla
- 2 cucharadas Aceite de canola
- ½ tazas Frutillas frescas

Preparación:

Precalentar el horno a 200°.

Para hacer la granola, combinar los copos de avena, nueces, miel, aceite de canola y extracto de vainilla. Mezclar y cubrir bien. Hornear por 5-7 minutos. Mezclar y hornear 5 minutos más. Dejar enfriar.

En un vaso, verter el yogurt. Cubrir con la granola tostada y añadir las nueces y frutillas.

Porciones: 2 • Tamaño de Porción: 244g

Información Nutricional por Porción:

Calorías totales: 496

Grasas totales: 22.9g

Carbohidratos Totales: 57.4g

Proteínas: 14.5g

Vitaminas: Vitamina A 1% • Calcio 26% • Hierro 13% • Vitamina C 37%

Minerales: Sodio 90mg, Potasio 545mg

Alto: Manganeso

21.   Espárragos Salteados al Ajo

Los espárragos son ricos en fibra, vitamina A y K. Estimulan las hormonas de lactancia en las madres. El ajo también es un galactogogo poderoso porque estimula la liberación y flujo de leche.

Ingredientes:

*   1 cucharada manteca
*   2 tazas Espárragos, en trozos
*   3 cucharadas ajo

Preparación:

En una sartén a fuego medio, saltear el ajo en manteca hasta que dore. Añadir los espárragos y cocinar, revolviendo por 2-3 minutos. Servir.

Porciones: 2 • Tamaño de Porción: 154g

Información Nutricional por Porción:

Calorías totales: 96

Grasas totales: 6.0g

Carbohidratos Totales: 9.4g

Proteínas: 3.8g.

Vitaminas: Vitamina A 24% • Calcio 6% • Hierro 17% • Vitamina C 19%

Minerales: Sodio 46mg, Potasio 323mg

Alto: Fibra dietaria, Hierro, manganeso, riboflavina, tiamina, Vitamina A, vitamina B6, Vitamina C

22.   Avena con Banana, Miel y Semillas de Sésamo

Las semillas de sésamo, bien conocidos galactogogos, son ricas en calcio. Junto a un tazón de avena tibio, podría causar una mayor liberación de oxitocina para una mayor producción de leche.

Ingredientes:

- 1 taza avena
- ½ tazas miel
- 1 cucharada Semillas de sésamo
- ½ tazas Banana, en rodajas
- 1 taza Agua
- 1 taza Leche

Preparación:

Hervir la avena en 1 taza de agua y 1 de leche. Cocinar hasta que espese. Añadir la miel y semillas de sésamo. Remover del fuego y agregar las rodajas de banana.

Porciones: 2 • Tamaño de Porción: 408g

Información Nutricional por Porción:

Calorías totales: 533

Grasas totales: 7.5g

Carbohidratos Totales: 113.2g

Proteínas: 10.8g

Vitaminas: Vitamina A 1% • Calcio 22% • Hierro 16% • Vitamina C 6%

Minerales: Sodio 68mg, Potasio 419mg

Alto: Manganeso, vitamina B6

23. Ensalada de Batata con Repollo y Semillas de Amapola

La batata contiene fito estrógenos que promueven un tejido mamario saludable y buena lactancia.

Ingredientes:

- 2 batatas, en cubos
- 1 media cabeza de repollo, rallada
- 1 cucharadita Mostaza de Dijon
- 4 cucharadita Semillas de amapola
- 2 cucharadas cebollas verdes, picadas
- 2 tazas Mayonesa
- 1 cucharadita Pimienta
- 2 tallos de apio, picados
- ½ tazas Leche
- ½ cucharadas Vinagre
- 1 cucharadita Sal

Preparación:

Hervir y enfriar las batatas. Cortar en cubos. Mezclar con el repollo rallado y el apio.

Para hacer el aderezo, mezclar los ingredientes. Verter encima de los vegetales y decorar con cebollas verdes.

Porciones: 4 • Tamaño de Porción: 346g

Información Nutricional por Porción:

Calorías totales: 538

Grasas totales: 41.4g

Carbohidratos Totales: 41.5g

Proteínas: 5.1g

Vitaminas: Vitamina A 10% • Calcio 17% • Hierro 9% • Vitamina C 111 %

Minerales: Sodio 1486mg, Potasio 391mg

Alto: Vitamina C

24.   Carne con Pimiento Verde

La carne magra es un alimento excelente para las madres porque es rica en hierro. La deficiencia de hierro en las madres lactantes está asociada con un suplemento pobre de leche.

Ingredientes:

- 500 g. Punta de filete de solomillo
- 2/3 tazas Pimiento verde
- 2 cucharadas Cebollas
- 1 cucharada Aceite de oliva
- 1 cucharada Manteca
- 2 cucharadas Ajo

Preparación:

Saltear el ajo hasta que dore y la cebolla hasta que trasluzca en aceite de oliva a fuego medio/alto. Dorar los filetes de punta de solomillo. Añadir el pimiento verde, transferir a un plato y servir.

Porciones: 3 • Tamaño de Porción: 209g

Información Nutricional por Porción:

Calorías totales: 401

Grasas totales: 19.0g

Carbohidratos Totales: 3.7g

Proteínas: 51.2g

Vitaminas: Vitamina A 15% • Calcio 2% • Hierro 175% • Vitamina C 47%

Minerales: Sodio 140mg, Potasio 760mg

Alto: Hierro, fósforo, Selenio, vitamina B6, vitamina B12, Vitamina C, zinc

25. Pan de Trigo con Palta y Cangrejos Japoneses

Las comidas saludables y altas en calorías como la palta son ricas en ácidos grasos como el Omega 3, 6 y 9, que producen leche nutritiva.

Ingredientes:

- 1 cucharada Mayonesa
- 1 palta, sin carozo, sin piel y en puré
- 4 cangrejos japoneses
- 1/8 cucharadita Sal
- 1/8 cucharadita Pimienta
- 2 rebanadas de pan de trigo

Preparación:

Mezclar la palta con la mayonesa, sal y pimienta. Poner en una rebanada de pan de trigo y hacer una capa con cangrejo.

Porciones: 1 • Tamaño de Porción: 273g

Información Nutricional por Porción:

Calorías totales: 606

Grasas totales: 46.0g

Carbohidratos Totales: 44.1g

Proteínas: 11.2g

Vitaminas: Vitamina A 7% • Calcio 9% • Hierro 15% • Vitamina C 34%

Minerales: Sodio 672mg, Potasio 1118mg

Alto: Fibra dietaria

26.   Filete al Ajo y Pimienta

La carne es rica en hierro, y está repleta de energía, proteínas y vitamina B12.

Ingredientes:

- 400g. Chuleta de res
- 1/2 cucharadita Sal Kosher
- 1/8 cucharadita Polvo de ajo
- ½ cucharadita Pimienta
- ½ cucharadas Aceite de canola
- 1/8 Cucharadita Aceite extra virgen

Preparación:

Secar el filete y frotarlo con sal, pimienta y polvo de ajo.

Aceitar la sartén con aceite de canola a fuego máximo. Añadir el filete y cocinar por 3-6 minutos de cada lado. Transferir a un plato y rociar con aceite extra virgen.

Porciones: 2 • Tamaño de Porción: 206g

Información Nutricional por Porción:

Calorías totales: 431

Grasas totales: 13.5g

Carbohidratos Totales: .5g

Proteínas: 72.3g

Vitaminas: Vitamina A 0% • Calcio 1% • Hierro 38% • Vitamina C 0%

Minerales: Sodio 672mg, Potasio 677mg

Alto: Fósforo, Selenio, vitamina B12, zinc

27.   Batido de Frutilla y Cardo de Leche

Los lácteos son una buena fuente de Calcio, vitamina B12 y Zinc.

Ingredientes:

- 1 cucharada Semillas de cardo de leche, picadas
- 1 taza Frutillas frescas
- 1 taza Leche
- 1 taza Yogurt de vainilla
- 1 taza Helado de frutilla

Preparación:

Licuar todos los ingredientes y verter en vasos enfriados.

Porciones: 2 • Tamaño de Porción: 389g

Información Nutricional por Porción:

Calorías totales: 316

Grasas totales: 12.1g

Carbohidratos Totales: 37.1g

Proteínas: 14.0g

Vitaminas: Vitamina A 8% • Calcio 47% • Hierro 3% • Vitamina C 73%

Minerales: Sodio 202mg, Potasio 610mg

Alto: Calcio, vitamina B6, Vitamina C

28.   Batido de Palta y Leche de Almendra

Las almendras no solo incrementan la cantidad de leche materna producida, sino que también hacen que sea más sabrosa, cremosa y dulce para el bebé. aradita Extracto de vainilla.

Ingredientes:

- 4 g. Azúcar blanca
- 1 ½ tazas leche de almendra
- 1 taza Helado de vainilla

Preparación:

Licuar todos los ingredientes y verter en vasos enfriados.

Porciones: 4 • Tamaño de Porción: 329g

Información Nutricional por Porción:

Calorías totales: 696

Grasas totales: 64.6g

Carbohidratos Totales: 31.9g

Proteínas: 7.1g

Vitaminas: Vitamina A 9% • Calcio 8% • Hierro 15% • Vitamina C 38%

Minerales: Sodio 54mg, Potasio 1285mg

29.   Pasta al Ajo, Pollo y Espinaca

La espinaca es rica en Hierro, calcio, vitamina K, vitamina A y ácido fólico. Contiene fito estrógenos, que se cree que promueven el tejido mamario saludable y la lactancia.

Ingredientes:

- 2 cucharadas Ajo
- ½ tazas Pechuga de pollo, en cubos
- 3 cucharadas Aceite de oliva
- 5 tazas Espinaca bebé, picada
- ½ Cucharadita Sal
- 300g. Pasta cocida
- ½ tazas Queso Cheddar, rallado
- 1/8 Cucharadita Pimienta

Preparación:

Saltear el ajo y cubos de pollo a fuego medio. Cocinar por 3 minutos, hasta que el pollo dore. Añadir la espinaca y cocinar 1 minuto más. Revolver y tapar. Continuar cocinando hasta que las hojas marchiten. Agregar más aceite y el queso, sal y pimienta. Verter sobre la pasta.

Porciones: 4 • Tamaño de Porción: 162g

Información Nutricional por Porción:

Calorías totales: 409

Grasas totales: 17.8g

Carbohidratos Totales: 44.0g

Proteínas: 19.4g

Vitaminas: Vitamina A 74% • Calcio 16% • Hierro 22% • Vitamina C 20%

Minerales: Sodio 450mg, Potasio 423mg

Alto: Vitamina A

30. Torta de Zanahoria y Remolacha

La remolacha es alta en beta-carotenos, que se cree que incrementan la producción de leche materna.

Ingredientes:

- 2 ¾ tazas Harina
- 2 ¼ tazas azúcar
- 2 cucharadita Polvo de hornear
- 2 cucharadita Polvo de canela
- 6 huevos
- 1 taza Zanahoria, rallada
- 1 taza Remolacha, rallada
- ½ cucharadita Sal
- 600 ml. Aceite de girasol

Cubierta:

- 1 ½ tazas Queso crema
- 1 ½ tazas Manteca derretida
- 1 taza Azúcar impalpable
- 1 cucharadita Extracto de vainilla
- 1 ralladura de limón

Preparación:

Precalentar el horno a 350°.

Batir los ingredientes de la cobertura. Licuar bien.

Mezclar la harina, azúcar, polvo de hornear, sal y polvo de canela. En otro tazón, mezclar los huevos y el aceite de girasol.

Verter la mezcla de huevo en la de harina. Añadir la remolacha rallada y zanahoria. Engrasar una fuente redonda. Verter la mezcla y hornear por 35-40 minutos. Remover del horno y servir con la cobertura encima.

Porciones: 14 • Tamaño de Porción: 196g

Información Nutricional por Porción:

Calorías totales: 901

Grasas totales: 71.1g

Carbohidratos Totales: 62.9g

Proteínas: 7.3g

Vitaminas: Vitamina A 47% • Calcio 8% • Hierro 11% • Vitamina C 2%

Minerales: Sodio 504mg, Potasio 223mg

31. Batido de Banana, Chocolate y Leche de Almendra

La almendra es rica en vitamina E, contiene ácidos grasos esenciales y también es alta en Omega 3, que estimula las hormonas para producir más leche.

Ingredientes:

- 1 taza Leche de almendra
- 1 taza helado de chocolate
- 2 cucharadas Manteca de almendra
- 3 bananas congeladas peladas

Preparación:

Licuar todos los ingredientes. Dividir en vasos enfriados. Servir.

Porciones: 3 • Tamaño de Porción: 257g

Información Nutricional por Porción:

Calorías totales: 453

Grasas totales: 30.8g

Carbohidratos Totales: 44.6g

Proteínas: 7.1g

Vitaminas: Vitamina A 6% • Calcio 11% • Hierro 11% • Vitamina C 21%

Minerales: Sodio 52mg, Potasio 809mg

Alto: Manganeso

32.   Sopa de Tomate, Moringa y Macarrones

La Moringa Oleifera, considerada como una súper comida, es una hierba popular en el sur de Asia, utilizada para estimular la producción de leche. También está repleta de hierro, vitamina A, vitamina C, Calcio y Potasio.

Ingredientes:

- ½ tazas Zanahorias, en cubos
- ½ tazas Repollo, rallado
- 1 lata Tomates trozados
- 6 tazas caldo de carne
- 2 tallos de apio, picados
- 2 tazas Macarrones secos
- 1 taza Hojas de Moringa Oleifera
- 1 lata Tomates enteros
- 1 ½ cucharadas Salsa Worcestershire
- 2 cucharadas Azúcar negra

Preparación:

Cocinar la pasta de acuerdo a las instrucciones del paquete.

Hervir el caldo. Poner las latas de salsa de tomate y tomates enteros. Añadir los macarrones, reducir el fuego y agregar todos los vegetales. Tapar y cocinar por 20 minutos hasta que los ingredientes ablanden.

Porciones: 8 • Tamaño de Porción: 357g

Información Nutricional por Porción:

Calorías totales: 226

Grasas totales: 2.5g

Carbohidratos Totales: 39.4g

Proteínas: 11.1g

Vitaminas: Vitamina A 41% • Calcio 3% • Hierro 51% • Vitamina C 26%

Minerales: Sodio 632mg, Potasio 537mg

Alto: Niacina, tiamina, Vitamina A, Vitamina C

33.   Sopa de Champiñones y Cebada

La cebada es una comida lactogénica conocida. Contiene triptófano, que es un precursor de la serotonina, un neurotransmisor presente en el cerebro, tracto intestinal y glándulas mamarias. Niveles altos de triptófano provocan un incremento en la serotonina, incrementando los niveles de prolactina, esencial para la producción de leche.

Ingredientes:

* 1 taza Champiñones Shitake frescos, en rodajas finas
* 1 cucharada Cebolla
* 1 cucharada Ajo
* 8 tazas Caldo de carne
* 1 taza Cebada
* ½ tazas Zanahorias, en cubos
* 2 tallos de apio, picados

Preparación:

A fuego medio, saltear la cebolla, ajo, zanahorias y apio. Cocinar hasta que las cebollas trasluzcan. Añadir los champiñones Shitake, caldo de carne y cebada. Hervir, reducir el fuego y cocinar por 50-60 minutos, hasta que la cebada ablande.

Porciones: 6 • Tamaño de Porción: 393g

Información Nutricional por Porción:

Calorías totales: 180

Grasas totales: 2.6g

Carbohidratos Totales: 28.8g

Proteínas: 10.9g

Vitaminas: Vitamina A 31% • Calcio 3% • Hierro 11% • Vitamina C 2%

Minerales: Sodio 1090mg, Potasio 494mg

Alto: Fibra dietaria, manganeso, niacina, fósforo, Selenio, Vitamina A

34.   Frijoles Yardlong en Leche de Coco

Los ácidos grasos esenciales presentes en la leche de coco son importantes para la producción de hormonas que regulan la producción de leche. Contiene el tipo adecuado de grasa para las madres por sus ácidos grasos de cadena media, que pueden ser rotos fácilmente y convertidos en energía. Los ácidos láurico y cúprico encontrados en la leche de coco también tienen propiedades anti virales, bacteriales y parasíticas, que protegen al niño y la madre.

Ingredientes:

*   4 tazas Frijoles Yardlong, en pulgadas
*   3 tazas Leche de coco
*   1 cucharada Ajo
*   1 cucharada Cebolla
*   1 cucharada Aceite vegetal
*   ½ cucharadita Sal
*   1/8 cucharadita Pimienta

Preparación:

Saltear el ajo hasta que dore y la cebolla hasta que trasluzca. Añadir la leche de coco y hervir a fuego medio.

Reducir y agregar los frijoles Yardlong. Cocinar por 5 minutos. Añadir sal y pimienta a gusto.

Porciones: 4 • Tamaño de Porción: 299g

Información Nutricional por Porción:

Calorías totales: 482

Grasas totales: 46.4g

Carbohidratos Totales: 18.8g

Proteínas: 6.3g

Vitaminas: Vitamina A 15% • Calcio 7% • Hierro 23% • Vitamina C 40%

Minerales: Sodio 325mg, Potasio 716mg

Alto: Manganeso

35.   Hamburguesa Vegetariana

Los frijoles negros contienen la más alta cantidad de proteína y fibra entre todos los vegetales.

Ingredientes:

- 2 tazas Frijoles negros, cocidos
- 1 zanahoria, molida
- 2 huevos
- 1 taza Pan rallado
- 1 taza Champiñones, en trozos
- 1 cucharada Cebolla, picada
- 1 cucharada Ajo
- 2 cucharadas Salsa de pescado
- 1 taza Copos de avena
- 1 cucharada Mostaza
- 1 cucharada Mayonesa
- 4 cucharadas Aceite de oliva

Preparación:

Batir los huevos en un tazón. Añadir los ingredientes y mezclar con las manos. Formar las hamburguesas y cocinar hasta que doren, unos 5 minutos de cada lado.

Porciones: 4 • Tamaño de Porción: 234g

Información Nutricional por Porción:

Calorías totales: 711

Grasas totales: 22.4g

Carbohidratos Totales: 99.1g

Proteínas: 32.0g

Vitaminas: Vitamina A 53% • Calcio 22% • Hierro 47% • Vitamina C 4%

Minerales: Sodio 968mg, Potasio 1757mg

Alto: Fibra dietaria, manganeso, tiamina, vitamina B6

36.   Jalea de Chocolate y Edamame en Pan de Trigo

El edamame contiene todos los aminoácidos esenciales. Es rico en proteínas y carbohidratos, hierro, folato, potasio, colina, vitamina K, magnesio, fósforo y manganeso.

Ingredientes:

- 2 tazas Edamame, sin concha
- 3 cucharadas Aceite extra virgen de oliva
- 2 tazas Polvo de cacao
- ¾ tazas Manteca
- ½ tazas Azúcar
- 2/3 tazas Leche
- ¼ cucharadita Sal
- Agua para calentar
- 2 rebanadas de pan de trigo

Preparación:

Hervir el edamame por 30 minutos a fuego medio/bajo. Colar y procesar en una procesadora. Añadir el aceite de oliva.

En un tazón, mezclar el cacao y la manteca. Calentar la mezcla a baño maría, a fuego mínimo. Cocinar hasta que la pasta esté cremosa y caliente. Verter la mezcla en la procesadora. Pulsar y añadir la leche y azúcar gradualmente hasta que esté homogénea. Esparcir en el pan de trigo.

Porciones: 8 • Tamaño de Porción: 201g

Información Nutricional por Porción:

Calorías totales: 535

Grasas totales: 32.0g

Carbohidratos Totales: 55.5g

Proteínas: 20.3g

Vitaminas: Vitamina A 13% • Calcio 24% • Hierro 39% • Vitamina C 31%

Minerales: Sodio 484mg, Potasio 1092mg

Alto: Manganeso

37.   Cerdo al Ajo con Cilantro

El cilantro ha sido tradicionalmente usado para incrementar la leche en madres lactantes.

Ingredientes:

- ½ tazas Cilantro, picado
- 400g. Tiras de cerdo
- 4 cucharadas Ajo
- 1 cucharada Aceite de oliva
- ¼ tazas Maicena
- 2 cucharadas Salsa de pescado
- ½ tazas Champiñones

Preparación:

Cubrir el cerdo en sal, pimienta y maicena. Calentar una sartén a fuego medio. Saltear el ajo y cocinar la carne. Añadir la salsa de pescado, cilantro y champiñones.

Porciones: 2 • Tamaño de Porción: 280g

Información Nutricional por Porción:

Calorías totales: 443

Grasas totales: 14.2g

Carbohidratos Totales: 21.5g

Proteínas: 55.0g

Vitaminas: Vitamina A 5% • Calcio 5% • Hierro 19% • Vitamina C 12%

Minerales: Sodio 1511mg, Potasio 1038mg

Alto: Niacina, fósforo, Selenio, tiamina, vitamina B6

38.   Ensalada de Pollo

Los damascos contienen fito-estrógenos y triptófano, que naturalmente incrementan los niveles de prolactina. También contienen calcio, fibra, vitamina A y C, y potasio.

Ingredientes:

- ½ tazas Pollo, en cubos
- 1/8 cucharadita Sal
- 1/8 Cucharadita Pimienta
- 1 cucharada Cebolla, picada
- 1 cucharada Aceite de oliva
- 1 lechuga romana mediana
- 5-6 Damasco fresco, sin carozo y por la mitad
- 1 cucharada Almendras, por la mitad

Aderezo:

- 1 cucharadita Semillas de sésamo
- 1 ½ tazas Vinagre balsámico
- 2 cucharadas Ajo
- 1/8 cucharadita Sal
- 2 cucharadas Azúcar negra
- 1 taza Aceite extra virgen de oliva

Preparación:

Saltear el pollo a fuego medio y las cebollas hasta que trasluzcan. Transferir a un plato y mezclar con la lechuga. Agregar los damascos y almendras.

Para el aderezo, añadir el vinagre balsámico, azúcar y sal, y batir. Agregar la pimienta y ajo. Añadir gradualmente el aceite, batiendo continuamente. Rociar sobre la ensalada.

Porciones: 5 • Tamaño de Porción: 178g

Información Nutricional por Porción:

Calorías totales: 453

Grasas totales: 44.7g

Carbohidratos Totales: 9.8g

Proteínas: 5.1g

Vitaminas: Vitamina A 14% • Calcio 3% • Hierro 3% • Vitamina C 8%

Minerales: Sodio 131mg, Potasio 203mg

39.   Batido de Zanahorias, Cúrcuma y Miel

La cúrcuma está repleta de vitaminas, minerales y proteínas. Estimula la lactancia y previene la infección bacterial por sus propiedades anti bacteriales.

Ingredientes:

- 2 tazas zanahorias, en cubos
- ¼ cucharadita Cúrcuma molida
- 1 ½ tazas Leche de almendra
- ¼ tazas Miel
- 3-6 Cubos de hielo

Preparación:

Hacer puré con las zanahorias. Hervir por 15-20 minutos y licuar. Añadir agua de ser necesario.

Añadir los otros ingredientes a la licuadora y pulsar. Servir en vasos enfriados.

Porciones: 3 • Tamaño de Porción: 222g

Información Nutricional por Porción:

Calorías totales: 393

Grasas totales: 28.6g

Carbohidratos Totales: 37.3g

Proteínas: 3.4g

Vitaminas: Vitamina A 245% • Calcio 5% • Hierro 13% • Vitamina C 13%

Minerales: Sodio 70mg, Potasio 569mg

Alto: Manganeso, Vitamina A

40.   Pollo Glaseado en Barbacoa con Anacardos

Los anacardos son ricos en ácidos grasos esenciales y grasas mono saturadas, que ayudan a producir leche más nutritiva.

Ingredientes:

- 2 cucharadas Anacardos, aplastados
- 1 cucharada Cebolla, picada
- 300g. Pechuga de pollo
- 2 cucharadas Aceite de oliva
- Perejil para decorar
- Sal y pimienta a gusto

Salsa Barbacoa:

- 3/4 tazas Kétchup
- ¼ tazas Azúcar negra
- 1 cucharada vinagre
- 1 cucharada Worcestershire
- 2 cucharadita Paprika
- 2 cucharadas Manteca
- 2 cucharadas Cebolla, picada
- 2 cucharadas Mostaza de Dijon

Preparación:

Mezclar los ingredientes de la salsa barbacoa.

Frotar la pechuga de pollo con aceite de oliva, sal y pimienta. Saltear las cebollas hasta que trasluzcan. Cocinar el pollo a fuego medio por 10 minutos de cada lado. Transferir a un plato y rociar con la salsa barbacoa. Decorar con anacardos y perejil.

Porciones: 3 • Tamaño de Porción: 230g

Información Nutricional por Porción:

Calorías totales: 471

Grasas totales: 24.0g

Carbohidratos Totales: 32.2g

Proteínas: 34.9g

Vitaminas: Vitamina A 31% • Calcio 5% • Hierro 14% • Vitamina C 19%

Minerales: Sodio 1114mg, Potasio 601mg

Alto: Niacina, Selenio, vitamina B6

41.   Carbonara Cremosa con Verdes de Remolacha

Los verdes de remolacha contienen una cantidad excelente de calcio y magnesio. Están repletos de folato, carotenoides, luteína y beta caroteno.

Ingredientes:

- 3 huevos
- 1 taza Verdes de remolacha
- ½ tazas tocino, en cubos
- 1 taza Queso Cheddar, rallado
- Sal y pimienta a gusto
- Aceite extra virgen de oliva
- ½ tazas Crema pura
- Perejil para decorar

Preparación:

Saltear la cebolla hasta que trasluzca a fuego medio. Añadir el tocino y cocinar hasta que esté crujiente. Agregar los verdes de remolacha y continuar cocinando 3-5 minutos.

Batir los huevos, crema, queso y pimienta. Verter la mezcla en la sartén. Revolver bien.

Verter la salsa sobre la pasta y decorar con perejil.

Porciones: 2 • Tamaño de Porción: 153g

Información Nutricional por Porción:

Calorías totales: 364

Grasas totales: 28.7g

Carbohidratos Totales: 3.7g

Proteínas: 23.3g

Vitaminas: Vitamina A 48% • Calcio 47% • Hierro 11% • Vitamina C 8%

Minerales: Sodio 475mg, Potasio 252mg

Alto: Calcio, fósforo, Selenio, Vitamina A

42.   Arroz Frito con Cúrcuma, Pollo y Cebollines

El arroz negro contiene estimulantes hormonales que pueden incrementar la lactancia. Regula el humor y mantiene los niveles de azúcar en sangre. También provee energía para la madre, para asegurar que las calorías necesarias para producir leche de mayor calidad estén presentes.

Ingredientes:

- 1 cucharada Cúrcuma
- 300g. Pollo, en cubos
- 1 taza arroz negro
- 1 taza agua para cocinar el arroz
- 1 cucharada Cebollas
- 1 cucharada Ajo
- ½ tazas Cebollines

Preparación:

Cocinar el arroz en una olla usando una taza de agua por cada taza de arroz. Enfriar.

En una sartén a fuego medio, saltear el ajo y cebollas. Añadir el pollo y cocinar por 5-6 minutos. Agregar el polvo de cúrcuma y el arroz. Revolver bien. Añadir los cebollines y mezclar. Transferir a una fuente y servir.

Porciones: 3 • Tamaño de Porción: 267g

Información Nutricional por Porción:

Calorías totales: 399

Grasas totales: 5.0g

Carbohidratos Totales: 52.2g

Proteínas: 34.4g

Vitaminas: Vitamina A 4% • Calcio 6% • Hierro 18% • Vitamina C 8%

Minerales: Sodio 72mg, Potasio 477mg

Alto: Manganeso, niacina

43.   Banana Split Frito con Pistachos

Los pistachos son ricos en hierro, folato, calcio, fibra, vitamina E, caroteno y potasio. También contienen grasas mono-saturadas y omega 3, que son esenciales para el desarrollo del cerebro del bebé.

Ingredientes:

- 2-3 Bananas, por la mitad y longitudinalmente
- 1 cucharada de helado de vainilla
- 1 cucharada de helado de frutilla
- ½ tazas Pistachos
- 1 taza Harina
- 2 cucharadas Azúcar
- 1 cucharadita Polvo de hornear
- 1 huevo
- ½ tazas Jarabe de chocolate

Preparación:

Batir el huevo, harina, azúcar y polvo de hornear. Añadir las bananas a la mezcla. Freír por 6 minutos y transferir a un plato.

Poner las frutillas y helado de vainilla en un lado y rociar con jarabe de chocolate.

Porciones: 3 • Tamaño de Porción: 316g

Información Nutricional por Porción:

Calorías totales: 647

Grasas totales: 15.4g

Carbohidratos Totales: 119.9g

Proteínas: 13.0g

Vitaminas: Vitamina A 9% • Calcio 20% • Hierro 23% • Vitamina C 18%

Minerales: Sodio 171mg, Potasio 1014mg

44. Batido de Mango, Banana, Pepino y Semillas de Linaza

Las semillas de linaza son una fuente rica de ácido alfa-linoleico, que incrementa el contenido en la leche materna. Se convierte parcialmente en ácidos grasos como el DHA y EPA. Los ácidos grasos incrementan la leche. También están repletas de folato, magnesio, potasio, vitamina E y B6, cobre y zinc.

Ingredientes:

- ½ tazas Pepino
- 2 mango
- 1-2 cucharadas Semilla de linaza
- ½ tazas Miel
- 1 banana
- 1 taza Yogurt entero

Preparación:

Licuar todos los ingredientes juntos y servir.

Porciones: 2 • Tamaño de Porción: 296g

Información Nutricional por Porción:

Calorías totales: 420

Grasas totales: 2.8g

Carbohidratos Totales: 93.9g

Proteínas: 8.7g

Vitaminas: Vitamina A 3% • Calcio 24% • Hierro 9% • Vitamina C 12%

Minerales: Sodio 91mg, Potasio 609mg

Alto: Vitamina B6

45.   Batido de Arándanos y Col Rizada

Los arándanos están cargados de antioxidantes, vitaminas y minerales para incrementar la lactancia.

Ingredientes:

- 1 taza Arándanos
- 2 tazas Col rizada, lavada y trozada
- 1 taza Yogurt entero
- 3-6 Cubos de hielo

Preparación:

Licuar todos los ingredientes juntos y servir.

Porciones: 2 • Tamaño de Porción: 262g

Información Nutricional por Porción:

Calorías totales: 162

Grasas totales: 1.8g

Carbohidratos Totales: 26.1g

Proteínas: 9.5g

Vitaminas: Vitamina 207% • Calcio 31% • Hierro 12% • Vitamina C 155%

Minerales: Sodio 115mg, Potasio 671mg

Alto: Calcio, manganeso, fósforo, Potasio, riboflavina, Vitamina A, vitamina B6, Vitamina C

46.   Ensalada de Pollo y Nuez

Las nueces son una comida saludable, alta en calorías, que suplementan la demanda para producir leche. También contienen ácidos grasos esenciales como Omega 3, 6 y 9.

Ingredientes:

- 1/2 tazas Nueces, picadas
- 300g. Pechuga de pollo, grillada
- ½ tazas Tomates cherry
- 2/3 tazas Mayonesa
- 1/3 tazas Crema agria
- 1 cucharada Aceite de oliva
- 1 cabeza mediana de lechuga romana

Preparación:

Frotas el aceite de oliva, sal y pimienta en el pollo, y grillar. Rallar con un tenedor y dejar a un lado.

Para la salsa, mezclar la mayonesa y crema agria hasta que se incorpore bien.

Mezclar los ingredientes con la salsa y el pollo rallado en un tazón. Decorar con nueces y servir.

Porciones: 4 • Tamaño de Porción: 310g

Información Nutricional por Porción:

Calorías totales: 466

Grasas totales: 32.8g

Carbohidratos Totales: 16.6g

Proteínas: 29.6g

Vitaminas: Vitamina 8% • Calcio 5% • Hierro 29% • Vitamina C 16%

Minerales: Sodio 384mg, Potasio 546mg

Alto: Niacina, vitamina B6

47.   Pollo Rostizado con Limón y Eneldo

El eneldo, un galactogogo, es rico en fibra, vitamina A y C, ácido fólico, antioxidantes y minerales.

Ingredientes:

- 4 filete de pechuga de pollo
- ½ tazas eneldo
- ½ cucharadita Jugo de limón
- ½ tazas Perejil
- 1 taza Zanahoria, en tiras
- ½ cucharadita Sal
- 1 diente de ajo
- 2 cucharadas Cebolla
- ½ cucharadita Pimienta
- 2 cucharadas Aceite de oliva

Preparación:

Cortar el pollo en mariposa. Sazonar con sal y pimienta y sellar por 3 minutos de cada lado. Transferir a un plato.

En la misma sartén, añadir 1 cucharada de aceite de oliva. Saltear el ajo hasta que dore y la cebolla hasta que trasluzca. Agregar las zanahorias, perejil, eneldo y jugo de limón. Remover del fuego y servir sobre la pechuga de pollo.

Porciones: 3 • Tamaño de Porción: 210g

Información Nutricional por Porción:

Calorías totales: 350

Grasas totales: 15.5g

Carbohidratos Totales: 9.9g

Proteínas: 42.9g

Vitaminas: Vitamina 150% • Calcio 19% • Hierro 36% • Vitamina C 35%

Minerales: Sodio 556mg, Potasio 797mg

Alto: Niacina, Selenio, Vitamina A, vitamina B6

48.   Sopa de Moringa y Maíz

La Moringa Oleifera, considerada como una súper comida, es una hierba popular en el sur de Asia, utilizada para estimular la producción de leche. Está repleta de hierro, vitamina A, vitamina C, calcio y potasio.

Ingredientes:

*   1 taza Hojas de Moringa Oleifera
*   ½ tazas Maíz
*   6 tazas caldo de pollo
*   1 cucharada Cebollas
*   1 huevo

Preparación:

A fuego medio, saltear el ajo hasta que dore y las cebollas hasta que trasluzcan. Añadir el caldo de pollo y hervir. Agregar las hojas de moringa y el maíz. Hervir por 3 minutos. Bajar el fuego, añadir el huevo y cocinar por 1 o 2 minutos.

Porciones: 4 • Tamaño de Porción: 393g

Información Nutricional por Porción:

Calorías totales: 90

Grasas totales: 3.3g

Carbohidratos Totales: 5.4g

Proteínas: 9.2g

Vitaminas: Vitamina 1% • Calcio 2% • Hierro 8% • Vitamina C 2%

Minerales: Sodio 1161mg, Potasio 373mg

Alto: Niacina, Hierro, manganeso, fósforo, Potasio, vitamina B6

49.   Batido de Melón, Moringa y Leche

La súper comida Moringa Oleifera contiene más vitamina C que una pieza de naranja, beneficioso para el sistema inmune de la madre. También contiene 25 veces más hierro que una porción de espinaca, que previene la deficiencia de hierro en madres. Así mismo, contiene 4 veces más fibra que la avena.

Ingredientes:

- 2 cucharadas Moringa Oleifera, hojas secas
- 3-4 cucharadas Miel
- 2 tazas Melón
- 3-4 Cubos de hielo

Preparación:

Licuar todos los ingredientes y servir.

Porciones: 1 • Tamaño de Porción: 375g

Información Nutricional por Porción:

Calorías totales: 298

Grasas totales: 0.6g

Carbohidratos Totales: 77.4g

Proteínas: 2.8g

Vitaminas: Vitamina 211% • Calcio 3% • Hierro 5% • Vitamina C 191%

Minerales: Sodio 52mg, Potasio 866mg

Alto: Vitamina A, Vitamina C

50.   Frijoles Mungos Cremosos

Los frijoles mungos son ricos en proteínas, ácido fólico, vitamina B1 y calcio, que son esenciales para producir leche nutritiva.

Ingredientes:

- 2 1/2 tazas Frijoles mungos
- 2 onzas Pollo, molido
- 1 cucharada Ajo
- 1 cucharada Cebolla
- 8 tazas de agua
- Sal y pimienta a gusto

Preparación:

Saltear el ajo, cebolla y pollo por 4 minutos. Añadir el agua y frijoles mungos. Hervir, bajar el fuego y agregar sal y pimienta a gusto. Servir caliente.

Porciones: 6 • Tamaño de Porción: 415g

Información Nutricional por Porción:

Calorías totales: 316

Grasas totales: 1.3g

Carbohidratos Totales: 54.6g

Proteínas: 23.4g

Vitaminas: Vitamina A 2% • Calcio 13% • Hierro 33% • Vitamina C 8%

Minerales: Sodio 29mg, Potasio 1104mg

Alto: Fibra dietaria, Hierro, magnesio, fósforo, tiamina

OTROS TITULOS DE ESTE AUTOR

70 Recetas De Comidas Efectivas Para Prevenir Y Resolver Sus Problemas De Sobrepeso: Queme Calorías Rápido Usando Dietas Apropiadas y Nutrición Inteligente

Por

Joe Correa CSN

48 Recetas De Comidas Para Eliminar El Acné: ¡El Camino Rápido y Natural Para Reparar Sus Problemas de Acné En 10 Días O Menos!

Por

Joe Correa CSN

41 Recetas De Comidas Para Prevenir el Alzheimer: ¡Reduzca El Riesgo de Contraer La Enfermedad de Alzheimer De Forma Natural!

Por

Joe Correa CSN

70 Recetas De Comidas Efectivas Para El Cáncer De Mama: Prevenga Y Combata El Cáncer De Mama Con una Nutrición Inteligente y Alimentos Poderosos

Por

Joe Correa CSN

www.ingramcontent.com/pod-product-compliance
Lightning Source LLC
Chambersburg PA
CBHW051029030426
42336CB00015B/2785